Ankur Khajuria

Segredos do Programa da Fundação Académica (AFP)

Ankur Khajuria

Segredos do Programa da Fundação Académica (AFP)

Imprint

Any brand names and product names mentioned in this book are subject to trademark, brand or patent protection and are trademarks or registered trademarks of their respective holders. The use of brand names, product names, common names, trade names, product descriptions etc. even without a particular marking in this work is in no way to be construed to mean that such names may be regarded as unrestricted in respect of trademark and brand protection legislation and could thus be used by anyone.

Cover image: www.ingimage.com

This book is a translation from the original published under ISBN 978-620-2-05440-9.

Publisher:
Sciencia Scripts
is a trademark of
Dodo Books Indian Ocean Ltd. and OmniScriptum S.R.L publishing group

120 High Road, East Finchley, London, N2 9ED, United Kingdom
Str. Armeneasca 28/1, office 1, Chisinau MD-2012, Republic of Moldova, Europe
Printed at: see last page
ISBN: 978-620-7-68675-9

DEDICAÇÃO

Aos meus pais, irmã e avós falecidos pelo seu sacrifício, amor e apoio

ÍNDICE DE CONTEÚDOS:

Contribuintes

Autor principal e editor:

Sr. Ankur Khajuria, MBBS (Hons) BSc (Hons) FHEA FRSPH MRCS (Eng) Académico de Cirurgia, Imperial College London, Londres, Reino Unido

Consultores editoriais sénior:

Professor Jeremy Levy, MA PhD DSc (Hon) FHEA FRCP, Professor de Prática (Medicina) e Diretor de Formação Académica Clínica, Imperial College London, Reino Unido

Professor Afshin Mosahebi, MBBS MBA FRCS (Plast) PhD, Professor de Cirurgia Plástica e Reconstrutiva, University College London, Reino Unido

Autores:

Sr. Mustafa Khanbhai, MBChB (Hons) BSc (Hons) MRCS (Ed), candidato a doutoramento, Imperial College London, Londres, Reino Unido

Dra. Karishma Shah, MBBS BSc (Hons), estagiária da Fundação Académica, Universidade de Oxford, Oxford, Reino Unido

Dra. Hannah Wilson, MBBS BSc (Hons), estagiária da Fundação Académica, Imperial College London, Londres, Reino Unido

Dra. Nina Cooper, MBBS BSc (Hons), estagiária da Fundação Académica, University College London, Londres, Reino Unido

Dr. Amit Chawla, MBBS BSc (Hons), estagiário da Fundação Académica, Universidade de Warwick, Coventry, Reino Unido

Prefácio

O percurso de formação académica clínica integrada no Reino Unido foi concebido para facilitar e apoiar os estagiários mais brilhantes que desejem seguir uma carreira na medicina académica. Tem tido um enorme sucesso. Muitos destes estagiários irão liderar os seus próprios grupos de investigação e fazer avançar a nossa compreensão dos processos de doença e da sua gestão. Trabalhos publicados recentemente sublinharam a escassez de conhecimentos e de compreensão, por parte dos estudantes de medicina, do processo de candidatura ao Academic Foundation Programme (AFP), o que faz com que os estudantes com aptidão não recebam a orientação correcta para este processo. Existe também uma grande variação no Reino Unido no que respeita ao conhecimento destes programas. Este livro fornece conhecimentos e competências actualizados, baseados na experiência, para que os estudantes de medicina possam abordar o processo de candidatura ao PFA com confiança, dando-lhes o máximo de hipóteses de uma candidatura bem sucedida e, esperamos, o melhor início de uma carreira académica clínica produtiva. Os conteúdos podem, evidentemente, ser úteis para além da PFA, por exemplo, para candidaturas a academic clinical fellowship (ACF). Recomendamos vivamente o livro e felicitamos os autores pelo seu trabalho árduo e pelo produto final.

Professor Jeremy Levy, MA PhD DSc (Hon) FHEA FRCP, Professor de Prática (Medicina) e Diretor de Formação Académica Clínica, Imperial College London, Reino Unido

Professor Afshin Mosahebi, MBBS MBA FRCS (Plast) PhD, Professor de Cirurgia Plástica e Reconstrutiva, University College London, Reino Unido

Prefácio

O Academic Foundation Programme (AFP) é uma porta de entrada única para os estagiários juniores no mundo da medicina académica. O processo de candidatura a estes cobiçados lugares pode ser um labirinto difícil e este livro foi escrito para desmistificar o processo de candidatura. Contém as informações essenciais para compreender as competências e os atributos que estão a ser testados. O livro "Segredos da AFP" fornecerá aos candidatos o armamento necessário para enfrentar os obstáculos que se colocam à obtenção de um emprego prestigiado na AFP. É importante notar que não se trata de um recurso oficial, mas foi redigido por candidatos com as melhores classificações que reuniram as suas experiências, conhecimentos e competências. Fornecerá uma visão geral do percurso de formação académica clínica integrada do Reino Unido e orientações de alto rendimento sobre tópicos fundamentais, incluindo avaliação crítica, ética de investigação, emergências clínicas e questões de espaço em branco. Para além disso, serão apresentados relatos de experiências pessoais de candidatos bem sucedidos e perguntas de entrevista simuladas para praticar com os colegas.

Sr. Ankur Khajuria, MBBS (Hons) BSc (Hons) AICSM FHEA FRSPH MRCS (Eng), estagiário da Fundação Académica de Cirurgia, Imperial College London, Londres, Reino Unido

CAPÍTULO 1

Formação académica clínica integrada no Reino Unido e Programa Académico de Fundação (AFP)

Sr. Ankur Khajuria

A medicina académica é um ramo da medicina que é exercido por clínicos que participam em actividades académicas. Tem responsabilidades no domínio da investigação, do ensino e da liderança/gestão. (1) Os médicos têm o dever de se manterem actualizados e devem ter a capacidade de avaliar criticamente as provas para melhor informar a sua prática clínica. Apesar da importância da medicina académica, o recrutamento de médicos em formação para o meio académico tem sido motivo de preocupação a nível mundial, uma vez que os médicos em formação não compreendem frequentemente a sua importância. A falta de exposição, a inflexibilidade do equilíbrio entre o trabalho académico e o trabalho clínico e a falta de uma estrutura de carreira transparente têm sido referidas. (2) Nas especialidades artesanais, em que a realização de um elevado número de procedimentos/operações (como na cirurgia) é necessária para atingir a competência, a divisão do tempo entre as responsabilidades clínicas e académicas pode ser problemática. Os clínicos académicos podem também ser avaliados em função do nível dos seus colegas a tempo inteiro, que dedicam a maior parte do seu tempo ao trabalho clínico.

A via académica clínica integrada do Instituto Nacional de Investigação em Saúde (NIHR) (Fig. 1) foi desenvolvida no Reino Unido em 2006 para abordar estas questões. 3 preocupações específicas a abordar foram (2):

(i) falta de uma estrutura de carreira transparente com uma via clara de entrada no mundo académico;

(ii) Inflexibilidade no equilíbrio entre formação clínica e académica

(iii) Insuficiência de postos académicos estruturados após a conclusão da formação

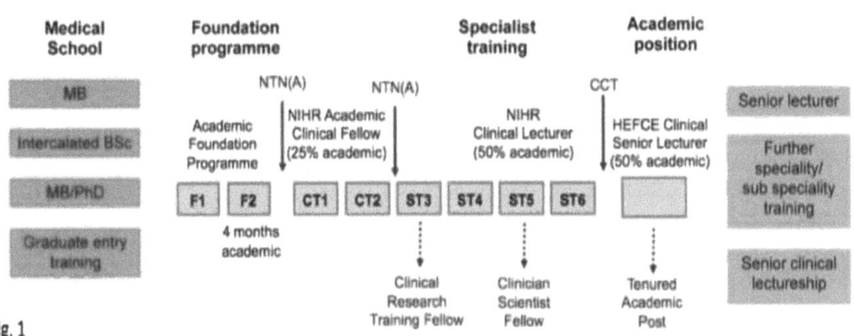

Fig. 1

O que é o Programa da Fundação Académica (PFA)?

O AFP foi concebido como a "primeira oportunidade de investigação", em que os médicos recém-formados obtêm quatro meses de tempo académico protegido para realizar investigação, ensino e/ou um projeto de liderança/gestão, no âmbito de um programa de dois anos.

Anualmente, são oferecidos cerca de 450 lugares a nível nacional no Reino Unido, na sequência de um processo de seleção competitivo com entrevista. Este número representa um pouco mais de 5% de todos os lugares do Programa de Fundação do Reino Unido. (3)

Existe uma grande variedade de programas oferecidos, desde cirurgia, medicina a programas de gestão/chefia.

O número de vagas é semelhante nas várias unidades académicas de candidatura (AUoA). Uma AUoA é a região que oferece os programas e que está associada a uma universidade.

London and South East Thames inclui todas as Foundation Schools de Londres com um processo de candidatura combinado (124 vagas em 2017). (3)

A premissa da AFP não é a de formar académicos de pleno direito. Trata-se de uma introdução ao mundo académico e será (para a maioria) a primeira vez que se equilibra o trabalho clínico e académico lado a lado. Poderá também decidir se pretende seguir uma via académica no futuro.

A AFP ajudará a desenvolver competências genéricas, tais como

- efetuar uma revisão sistemática da literatura
- apreciação crítica
- Formulação de uma pergunta de investigação
- desenvolver uma metodologia de investigação sólida para responder à questão de investigação
- candidatura aos comités de ética
- redação de pedidos de subvenção
- aprendizagem de técnicas laboratoriais
- para estudos com seres humanos - aprender a obter o consentimento, recrutar participantes
- desenvolver competências em estatística
- desenvolver competências para apresentar trabalhos a nível nacional/internacional
- desenvolver competências pedagógicas

O quadro seguinte enumera algumas das possibilidades oferecidas a um estagiário da PFA (a lista não é exaustiva):

Skills	Example activities
Research	<ul><li>Projects – RCT, systematic review +/- meta-analysis, cohort studies, cross-sectional studies;</li><li>Basic science/Translational research</li><li>Collaborations (national/international)</li><li>Access to university libraries, journal articles, statistics courses etc.</li><li>Outputs: Presentations, publications, prizes, book chapters, grants</li></ul>
Teaching	<ul><li>Local/regional/national</li><li>Lead a teaching programme</li><li>OSCE/PACES teaching (in turn, revise for MRCS/MRCP exams)</li><li>Teaching qualifications – PGCert</li><li>Anatomy demonstration</li><li>University examiner for summative examinations</li></ul>
Management/ Leadership	<ul><li>Specific 'management' AFP programmes</li><li>Lead a research project (eg RCT) – coordinating recruitment, ethics, funding etc</li><li>Lead a regional/national teaching programme</li><li>Work in collaboration with Business school</li></ul>

A vida depois da AFP

Um estudo transversal realizado com 92 médicos da PFA no Reino Unido mostrou que a escolha do trabalho que os estagiários realizaram durante o seu bloco académico estava independentemente associada ao aumento do seu desejo de seguir posteriormente uma carreira académica. (4) No entanto, é importante notar que a PFA não é um pré-requisito para se tornar um clínico académico. Os médicos não pertencentes à AFP podem potencialmente alcançar mais resultados sem terem tido um bloco académico e ter carteiras que igualam ou ultrapassam a qualidade dos seus colegas académicos. Além disso, é possível candidatar-se a uma Academic Clinical Fellowship (ACF) ou a uma Academic Clinical Lectureship (ACL) sem ter feito uma AFP. O facto de ter obtido uma AFP não o diferencia de outros médicos que não tenham feito AFP. É necessário ter trabalhado arduamente e ter produzido resultados. O tempo académico protegido dá-lhe essa oportunidade e, se for bem utilizado, pode contribuir para a construção do seu perfil académico.

Bolsa de estudo clínica académica (ACF)

A AFP pode ser seguida de uma bolsa clínica académica com, normalmente, 75% de tempo clínico e 25% de tempo dedicado à investigação, com o objetivo final de realizar um doutoramento em investigação (doutoramento ou medicina). O tempo académico protegido pode ser dividido em três meses por ano ou em um ou dois dias por semana ou em nove meses inteiros dedicados à investigação. No final do programa ACF, o estudante deve estar em condições de se candidatar com êxito a um financiamento para efetuar um doutoramento ou uma licenciatura. O ponto de entrada pode variar. Alguns são anunciados ao nível STI (ou seja, os três anos são equivalentes a CT1, CT2 e ST3) e outros são anunciados ao nível ST3. No entanto, é importante reiterar que estas não são as únicas vias de acesso a uma carreira académica clínica e que muitos académicos bem sucedidos não se candidatam a lugares AFP ou ACF e obtêm financiamento competitivo para doutoramento sem este apoio.

Referências:
(1) Khajuria A, Cheng K, Levy J. Effect of a national focused course on academic medicine for UK candidates applying for a Clinical Academic Programme. J R Coll Physicians Edinb. 2017;47(l): 65-69.
(2) Kingston O, Behjati S. (2008). BMJ Careers - Academic medicine, [em linha] Disponível em: http:// careers .bmj. com/careers/advice/view-article.html?id=2942 [Acedido em 17 Ago. 2017].
(3) O Programa da Fundação. (2017). The Foundation Programme - Academic, [online] Disponível em: http://www.foundationprogramme.nhs.uk/pages/fp- afp/faqs/academic [Acedido em 17 ago. 2017].
(4) Lyons OT, Smith C, Winston JS, Geranmayeh F, Behjati S, Kingston O, et al. Impacto dos programas de fundação académica do Reino Unido nas aspirações de seguir uma carreira académica. Med Educ. 2010;44: 996-1005

CAPÍTULO 2

Experiências dos candidatos

Sr. Ankur Khajuria

Sr. Mustafa Khanbhai

É fundamental falar com os mais velhos que estão atualmente a frequentar ou que concluíram o programa AFP para o qual pretende entrar. Assim, poderá obter conselhos preciosos sobre as áreas específicas que deve abordar para se destacar no processo de candidatura. Por exemplo, em Oxford, os examinadores costumam perguntar: "Pode falar-nos de um trabalho que tenha lido recentemente?" Sem este conhecimento e sem ter falado com alguém que tenha passado pelo processo e, consequentemente, sem ter uma resposta substancial, não fica bem numa entrevista académica num dos locais académicos mais prestigiados.

É igualmente importante ser realista. Se estiver classificado numa posição baixa no seu grupo de ano em termos de medida de desempenho escolar (EPM), será naturalmente difícil conseguir um lugar de topo na AFP. De facto, algumas UoAs (por exemplo, Londres) não convidam para entrevistas os candidatos que se encontram abaixo de um determinado limiar de EPM, o que pode mudar de ano para ano. Por conseguinte, informe-se diretamente junto da UoA e certifique-se de que compreende perfeitamente os critérios de elegibilidade antes de iniciar a sua candidatura. (1) Leia atentamente as especificações pessoais. Os critérios desejáveis, incluindo publicações, apresentações e prémios, aumentarão as suas hipóteses de obter um emprego no PFA. No entanto, é importante ter em conta que a maioria dos candidatos não terá publicações (e alguns deles conseguirão um emprego na AFP). Por conseguinte, não deixe que o facto de não ter uma publicação o impeça de se candidatar se tiver um espírito académico e for determinado. Abaixo incluímos relatos de candidatos aprovados que partilharam as suas experiências em todo o Reino Unido.

Dra. Karishma Shah, estagiária da Fundação Académica, Oxford, Reino Unido

"O Oxford AFP é um programa único que permite aos estagiários escolherem a sua área de interesse e o seu próprio supervisor. O formulário de candidatura inclui 4 perguntas de espaço em branco que se centram nos resultados académicos anteriores, na experiência de ensino, nos planos futuros como estagiário académico e na razão pela qual o candidato quer ir para Oxford.

Na estação de entrevista clínica da Oxford AFP, é-lhe dada uma série de vinhetas clínicas curtas. Espera-se que descreva o tratamento inicial, as investigações e os planos de encaminhamento. Os entrevistadores fornecem feedback em tempo real dos resultados dos testes e das alterações nos sintomas do doente.

Na estação académica, é frequente perguntarem-lhe sobre um artigo que leu recentemente. Aqui, estão a avaliar as suas capacidades de avaliação crítica. Espera-se também que fale mais amplamente sobre as suas experiências de investigação e sobre a forma como as vai desenvolver em Oxford, bem como sobre as competências que deseja desenvolver durante o período do AFP."

Dra. Hannah Wilson, estagiária da Fundação Académica, Londres, Reino Unido

"No geral, a minha experiência foi muito gratificante e positiva. Apreciei a oportunidade de "mostrar o que tinha feito fora dos limites da vida de estudante de medicina". No entanto, não fiquei impressionado com a entrevista em Londres, que foi muito mais padronizada do que eu esperava, ou seja, "o que é um valor p?" em vez de me perguntar sobre a investigação que eu tinha realmente feito. Ouvi relatos de entrevistas mais detalhadas e aprofundadas noutros departamentos, por isso penso que é importante estar preparado para ambas. Para mim, a leitura de artigos e a crítica dos mesmos com colegas foi a preparação mais útil para a entrevista. O meu principal conselho é que se venda, conheça a sua própria investigação e utilize os minutos de forma sensata. É uma entrevista curta e tens de te esforçar muito para condensar os teus pensamentos e ideias para mostrares todas as tuas capacidades!"

Ankur Khajuria, estagiário da Fundação Académica, Londres, Reino Unido

"A organização é absolutamente fundamental. Imprima a cronologia do processo da PFA e cole-a na parede! Isto manteve-me motivado. Meses antes do prazo de apresentação do formulário de candidatura, certifique-se de que terminou e apresentou todos os trabalhos de investigação/auditorias pendentes, etc. A avaliação pelos pares leva tempo, por isso, dê a si próprio o máximo de tempo possível para obter uma decisão sobre o seu trabalho antes do prazo de apresentação das candidaturas à PFA. Se ainda não o fez, comece a reunir um portefólio e um CV - isto ajudá-lo-á a identificar facilmente projectos anteriores, posições de liderança e ensino para incluir nas suas perguntas de espaço em branco. Algumas regiões, como por exemplo Cambridge, pedem um CV em vez de perguntas de espaço em branco. O portefólio será também um pré-requisito para a formação superior. Não subestime o tempo necessário para se preparar para a entrevista. Pratique com muitos simulacros de cenários clínicos e de avaliação crítica e grave-se a si próprio e reproduza-os para identificar as áreas a melhorar. Leia sobre ética na investigação (ver capítulo 6) e, se/quando conseguir um emprego, contacte a equipa académica com antecedência para tratar dos pedidos de financiamento e de ética."

Dr. Amit Chawla, estagiário da Fundação Académica, West Midlands, Reino Unido

As questões de espaço em branco incluíam perguntas regulares como "quais são as razões que o levaram a candidatar-se à AFP" e "dê exemplos da sua experiência de investigação/ensino", mas centraram-se em competências intangíveis como o trabalho em equipa, a liderança e a adesão aos princípios fundamentais da GMC.

A entrevista foi dividida em duas estações de um minuto e meio, em lados opostos de uma grande sala, com vários candidatos a serem entrevistados ao mesmo tempo. Uma das estações centrava-se no mundo académico, com perguntas do tipo: "Indique três realizações académicas de que mais se orgulha" e "Fale-nos de um artigo que tenha lido". Não existe um resumo para ler previamente, como acontece noutros decanatos.

A outra estação foi mista, com perguntas como: "Como daria prioridade a um prazo académico e a compromissos clínicos?" e "Que competências o tornam adequado para a PFA?". Prepare-se também para uma pergunta sobre a melhoria da qualidade e se tem alguma experiência em auditorias."

Por favor, evite retirar as "boas linhas" das respostas em branco de um sénior. É frequente as respostas de cada um revelarem que o estilo/frases utilizadas não são congruentes com os outros textos das respostas. Planeie com antecedência e fale com os estagiários da AFP sobre a realização de entrevistas de simulação. As entrevistas simuladas também podem ser gravadas e ver-se a si próprio pode parecer assustador, mas pode ser incrivelmente informativo. Em última análise, a vontade e a auto-motivação são fundamentais não só para garantir o emprego, mas também para produzir resultados académicos na PFA.

Terminamos o capítulo com a experiência de um estagiário que progrediu no percurso académico integrado e está agora a realizar um doutoramento.

Mustafa Khanbhai, candidato a doutoramento, Imperial College London, Londres, Reino Unido

"Fiz uma licenciatura em Ciências Clínicas na Universidade de Leeds, investigando os efeitos da Aspirina na estrutura e função do coágulo de fibrina. Isto foi essencial para ganhar experiência valiosa no meio académico desde o início. Deu-me a oportunidade de apreciar a investigação translacional, aperfeiçoar as competências laboratoriais e ultrapassar os obstáculos da redação e publicação de manuscritos. Durante as fases finais da minha investigação, passei uma parte significativa do meu tempo livre a trabalhar nos estudos e em nenhum momento perdi o interesse. Se acha a investigação ou o processo aborrecido ou pesado, deve reconsiderar."

"Fui aceite no Programa da Fundação Académica (AFP) em North Central Thames, trabalhando em bases de dados que investigam a anemia em várias doenças. Tive a sorte de experimentar uma investigação que não se baseava essencialmente no laboratório. No entanto, foi uma curva de aprendizagem íngreme no que diz respeito à aplicação da estatística e, por vezes, senti-me muito pouco à vontade. Além disso, ganhei mais confiança no trabalho em rede com outros académicos durante as conferências e construí relações profissionais. Apercebi-me rapidamente de que evitar estas situações pode resultar na perda de oportunidades. O constrangimento inicial dissipa-se rapidamente à medida que se partilham ideias e se identificam potenciais colaboradores, o que é essencial quando se candidatam a bolsas."

"Consegui uma bolsa de estudo NIHR Academic Clinical Fellowship (ACF) em Cirurgia Geral, trabalhando em dispositivos médicos para doentes com patologia vascular. Este tipo de investigação pode ser volátil, uma vez que depende dos doentes, e a falta de participação ou a desistência podem ser frustrantes. No entanto, ver um dispositivo médico amadurecer no seu ciclo de vida e produzir provas que formam uma orientação clínica nacional é cativante. Devido à natureza da investigação, tirei um período de seis meses para me concentrar na minha investigação, no entanto, completei toda a documentação antes disso, para poder começar a trabalhar. O facto de ter estado afastado do trabalho clínico teve um impacto no meu salário, uma vez que não estava vinculado; no entanto, não ter compromissos de permanência foi refrescante."

"Continuar a investigação com um enfoque vascular, quando queria seguir uma carreira em Cirurgia da Mama/Oncoplástica, não era o ideal. Por isso, comecei a procurar oportunidades que não fossem específicas de uma especialidade. Este foi, de longe, o período mais difícil da minha carreira académica. Um grande número de médicos transita do ACF para o doutoramento dentro da mesma esfera de investigação. Reflecti muito sobre as consequências da minha decisão. Atualmente, estou a fazer um doutoramento no Imperial College London, onde aplico inteligência artificial aos dados de feedback dos doentes, gerando conhecimentos para a melhoria da qualidade. Posso continuar a trabalhar a tempo parcial na área clínica, o que é vital quando se persegue uma especialidade artesanal."

"A gestão do tempo e a comunicação eficaz eram importantes nestas funções académicas e são competências necessárias para ter êxito numa carreira simbiótica como cirurgião académico, em que se espera que equilibre interesses de investigação e trabalhos clínicos. Agora, mais do que nunca, espera-se que os estudantes de medicina definam o seu percurso profissional antes mesmo de se formarem. Se tivermos a certeza de que sabemos o que queremos fazer daqui a dez anos, não sabemos. O meu conselho é que seja flexível. Tal como a maioria dos que estão a ler isto, também eu ponderei muito antes de tomar qualquer decisão profissional. Mas uma parte significativa da minha carreira tem sido uma série de pequenos acasos, pelos quais estou grato."

Referências:

(1) O Programa da Fundação. (2017). The Foundation Programme - Academic, [online] Disponível em: http://www.foundationprogramme.nhs.uk/pages/fp- afp/faqs/ academic [Acedido em 17 ago. 2017]

CAPÍTULO 3

"Tenho um espaço em branco"

Dra. Hannah Wilson Sr. Ankur Khajuria

Nas palavras de Taylor Swift, "I've got a blank space baby, so I'll write your name" (Tenho um espaço em branco, querida, por isso vou escrever o teu nome). Infelizmente, a secção de espaço em branco da candidatura à PFA não é assim tão fácil. No entanto, não é tão assustadora como parece à primeira vista. Este capítulo é dedicado a ajudá-lo a tirar o máximo partido do número muito reduzido de palavras e de espaço em branco de que dispõe para se vender. Esta última parte é muito importante. O grande hábito britânico de se conter e de não parecer demasiado franco não funcionará nesta secção da AFP. Num número muito reduzido de palavras, tem de enumerar as suas realizações, apresentar provas das mesmas e, em seguida, dizer o que aprendeu com elas. Não é fácil fazer tudo isto e, ao mesmo tempo, responder à pergunta exatamente como "eles" querem que o faça.

Tal como já foi referido no livro, é importante notar que este não é um recurso oficial sobre como escrever o espaço em branco. Ainda não foi oficialmente publicado um esquema de classificação para estes espaços e, por isso, escrevemos sobre as nossas próprias experiências e lições que juntámos nos reitorados para dar conselhos gerais sobre como lidar com eles. Cada decanato tem requisitos ligeiramente diferentes e explorar a ênfase e os requisitos para esta parte da candidatura requer uma pesquisa cuidadosa no sítio Web de cada decanato. É fundamental que consulte a especificação pessoal para a unidade de candidatura a que se está a candidatar e adapte as suas respostas em conformidade. (1)

Pense bem antes de se candidatar à PFA, mas lembre-se sempre de que a medicina clínica e a medicina académica andam realmente de mãos dadas. (2) Assim, a preparação para a componente clínica da PFA dar-lhe-á um avanço na revisão do seu exame final de MBBS.

Estrutura geral

Tal como acima referido, a estrutura do espaço em branco é variável consoante os reitorados. Em geral, há três a quatro perguntas, cada uma com cerca de 200 palavras. No entanto, algumas regiões, como Cambridge, exigem um CV. A ideia é que o espaço em branco actue como uma versão concentrada e condensada do CV. Cada pergunta tem partes específicas que devem ser respondidas. Utilizaremos alguns exemplos abaixo para analisar esta pergunta e descobrir o que o decanato está à procura.

Questão 1:

"Reconhecemos que os candidatos têm diferentes níveis de experiência em investigação, gestão e ensino. Por favor, dê um exemplo da sua carreira no ensino

pós-secundário até à data, de um projeto de investigação, gestão ou experiência de ensino e a sua importância para a sua candidatura a um programa de fundação académica

Como já foi referido, é importante seguir exatamente a pergunta. Perderia pontos se desse dois exemplos diferentes ou não referisse a razão pela qual é relevante e significativo para a sua candidatura à PFA. Para tal, é necessário refletir sobre as competências necessárias para a PFA e/ou as qualidades desejáveis.

Pergunta 2:

"Forneça um exemplo pormenorizado que descreva a sua contribuição para a vida académica durante a sua carreira na faculdade de medicina e a forma como será relevante para uma carreira médica académica"

Esta pergunta realça a necessidade de pensar mais à frente. Pede-lhe que relacione o que aprendeu até agora na faculdade de medicina com as competências de que poderá ou não necessitar na sua futura carreira académica. Isto é mais difícil do que parece, mas é o que fará com que se destaque. (3,4) Isto implica pensar no tipo de coisas que poderá vir a fazer num posto académico no futuro. Os exemplos incluem a experiência de ensino e a ligação com o potencial para dar aulas no futuro; a experiência de investigação e as interacções com os líderes do laboratório e a equipa multidisciplinar (cientistas biomédicos, designers, clínicos), sugerindo que pensou no tipo de trabalho e nas competências envolvidas na gestão de um laboratório/ensaio clínico no futuro (ser capaz de coordenar uma equipa de cientistas e clínicos para realizar investigação translacional). (5) Embora uma publicação reflicta o resultado final da investigação, esta pergunta é mais sobre o que aprendeu do que sobre o que alcançou. (6)

Pergunta 3:

"A medicina académica exige que um indivíduo trabalhe com sucesso numa equipa. Descreva um momento relevante para a sua formação de base em que tenha trabalhado como um membro bem sucedido de uma equipa e identifique o seu papel e contribuição para esse sucesso"

Mais uma vez, esta pergunta procura exemplos específicos de quando esteve envolvido numa equipa, quer como líder, quer como membro da equipa, e de como contribuiu pessoalmente para o seu sucesso. Se era o líder, esta questão pode parecer mais simples. Talvez tenha utilizado boas capacidades de comunicação ou de organização para garantir o cumprimento dos prazos e dos objectivos. Se era membro de uma equipa, talvez tenha incentivado os outros, trabalhado bem com o chefe e/ou sugerido ideias. O importante neste tipo de pergunta é que responda exatamente o que fez. Por isso, deve ser ousado e indicar as suas competências e realizações. Existem alguns conselhos muito úteis sobre a aplicação destas técnicas na literatura publicada, que pode utilizar para tornar as suas respostas mais baseadas em factos. (7,8)

O primeiro passo importante para dominar o espaço em branco é ler e compreender a pergunta. Tal como fizemos acima, destaque a parte importante da pergunta e certifique-se de que responde a ambas as partes. A principal dica estrutural é que está a relacionar algo que fez anteriormente com algo que irá fazer no futuro. Isto reflecte uma apreciação da carreira a que se está a candidatar.

Exemplos para utilizar nas perguntas

A próxima parte deste capítulo é pensar no tipo de exemplos que pode utilizar para responder a estas perguntas de espaço em branco. Alguns exemplos a considerar incluem: Investigação (concebeu e liderou um projeto); Ensino (mentor/tutor de estudantes de medicina); Trabalho de equipa/Gestão (presidente da sociedade da faculdade de medicina); e contribuição académica (representante do curso de licenciatura). Estes exemplos são exemplos realistas do que poderá ter feito ao longo do seu curso. No entanto, o que fez é muito menos importante do que o que aprendeu com essa experiência. E, mais especificamente, quais as competências que aprendeu. Produzimos a figura seguinte (Figura 1) como uma lista de qualidades que podem ser reflectidas ou aprendidas com essas experiências.

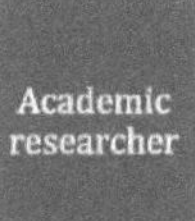

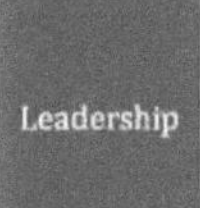

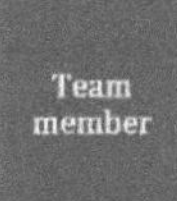

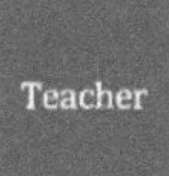

FIGURA 1

O quadro acima não é, de forma alguma, uma lista definitiva, mas é importante para o fazer refletir sobre quais as competências relacionadas com que tipo de experiência.

Exemplo de respostas

Tal como acima, não existe um esquema oficial de classificação. Mas nós juntámos o que sabemos e pensamos e podemos dar uma resposta eficaz. Se for feita uma pergunta como a da pergunta 1. É importante pensar:

O quê? *Porquê?* e <u>significado</u>

"Reconhecemos que os candidatos têm diferentes níveis de experiência em investigação, gestão e ensino. Por favor, dê um exemplo da sua carreira no ensino pós-secundário até à data, de um projeto de investigação, gestão ou experiência de ensino e o seu significado para a sua candidatura a um programa de fundação académica ".

"Introduzi uma plataforma em linha onde os materiais de aprendizagem e as gravações das aulas podiam ser partilhados. *Além disso, criei um quadro de mensagens onde os estudantes e os professores cooperavam para resolver as dúvidas uns dos outros.* Esta abordagem é observada na medicina translacional, em que os resultados dos doentes impulsionam a colaboração multidisciplinar, o que incentiva o desenvolvimento farmacêutico ou altera a política clínica. <u>Na minha carreira, aspiro a envolver-me no aproveitamento da experiência multicêntrica e na participação em estudos quando se procura a excelência clínica"</u>

Ajuda e aconselhamento

É importante salientar que o espaço em branco é **a sua** oportunidade de mostrar o que fez. Devem ser as **suas** palavras. Por conseguinte, é importante não pedir a muitas pessoas que revejam as suas respostas no espaço em branco. Isto pode levar a que haja demasiadas opiniões contraditórias sobre o seu trabalho e que a redação se torne menos parecida com a sua. Isto pode parecer pouco importante, mas o espaço em branco pode ser, e muitas vezes será, o ponto de referência para a entrevista em certos departamentos, pelo que deve conhecer bem as perguntas e as respostas.

Conclusão

Esperamos que este pequeno capítulo forneça uma visão útil sobre como abordar a secção de espaço em branco da sua candidatura à AFP. Embora à primeira vista pareça assustador, está a candidatar-se a uma AFP porque está empenhado em melhorar o futuro da medicina através da investigação e do ensino. Esta é a sua oportunidade de mostrar o que fez até agora e como isso se aplica à sua futura carreira e demonstrar como e porque será bem sucedido. Não tenha pressa, pense bem e mostre todas as suas capacidades... Boa sorte!

Referências:

(1) O Programa da Fundação. (2017). The Foundation Programme - Academic,

[online] Disponível em: http://www.foundationprogrammc.nhs.uk/pagcs/fp- afp/faqs/ acadcmic [Acedido em 20 ago. 2017].

(2) Ologunde R, Di salvo I, Khajuria A. O académico canmeds: a competência negligenciada nos médicos de amanhã. Adv Med Educ Pract 2014; 5: 383-4.

(3) Mulla S, Watmough S, Waddelove C. opiniões dos estudantes de medicina e compreensão de uma carreira em medicina académica. Br J Hosp Med 2012; 73: 401-5.

(4) Blatt B, Plack M, Suzuki M et al. Introduzir os estudantes de medicina nas carreiras de educação médica: o percurso dos estudantes numa conferência anual de educação médica. Acad Med 2013; 88: 1095-8.

(5) Sanchez JP, Sastillo-Page 1, Spencer dJ et al. commentary: the building the next generation of academic physicians initiative: engaging medical students and residents. Acad Med 2011; 86: 928-31.

(6) Griffin MF, Hindocha S. Publication practices of medical students at British medical schools: experience, attitudes and barriers to publish. Med Teach. 2011;33(l):el-e8.

(7) Spencer J. Learning and teaching in the clinical environment (Aprender e ensinar no ambiente clínico). BMJ. 2003 Mar 15; 326(7389): 591-594.

(8) Neher J.O et al. A Five-Step "Microskills" Model Of Clinical Teaching (Um Modelo de Ensino Clínico de "Microcompetências" em Cinco Passos). J Am Board Fam Med 1 de julho de 1992 vol. 5 no. 4 419-424

CAPÍTULO 4

Emergências clínicas

Sr. Ankur Khajuria

Na maioria dos programas, a estação clínica tem um peso muito maior do que a estação académica. Os estagiários académicos devem ser clinicamente sólidos, seguros e possuir conhecimentos e aptidões que lhes permitam adquirir todas as competências clínicas necessárias com menos tempo clínico do que os seus colegas não académicos. Sabe-se que há candidatos com currículos académicos sólidos mas que não tiveram um desempenho ótimo nos postos clínicos; consequentemente, não conseguiram assegurar um emprego na AFP. Assim, é fundamental que os candidatos passem algum tempo a adquirir conhecimentos clínicos (especialmente em matéria de emergências clínicas) e se sintam à vontade para os articular de forma estruturada e lógica. Isto também será muito útil para os exames finais do curso de medicina. Neste capítulo, vamos analisar os cenários clínicos comuns que um candidato pode encontrar e como estruturar as respostas para obter a pontuação máxima. Este capítulo não abordará a gestão específica das situações de emergência. Esta informação pode ser procurada nos recursos mencionados no final deste capítulo, mas o foco será a estruturação das respostas e o que dizer na estação de entrevista para obter pontuação.

Em todos os cenários, pode querer dizer: "a segurança dos doentes seria a minha prioridade absoluta". Esta é uma afirmação fundamental e diz imediatamente ao examinador que, como oficial de serviço subalterno, daria prioridade à segurança dos doentes acima de tudo. É também uma declaração de confiança, pois quando se está particularmente nervoso no início de uma entrevista, ter uma declaração com reflexos firmes permitir-lhe-á entrar mais facilmente na discussão com o entrevistador. Dependendo do local da entrevista, podem ser-lhe dadas 2 ou 3 vinhetas de doentes diferentes e ser-lhe pedido que dê prioridade ao doente que veria primeiro. Na realidade, há mais do que um membro na equipa, ou seja, o Senior House Officer (SHO) e o Registrar. Se, no cenário, lhe for pedido que veja dois doentes doentes doentes, pode dizer que veria primeiro o doente X (e justificar porquê) e depois o doente Y. Além disso, pode dizer que, como clínico seguro, informaria o seu superior hierárquico de que pode haver dois doentes potencialmente doentes e que vai ver um deles primeiro e que o outro doente precisa de ser revisto por outro membro da equipa.

Se o cenário indicar que foi chamado pela enfermeira, pode recolher mais informações ao telefone. É especialmente importante conhecer as observações do doente, em particular a tendência. Por exemplo, uma tensão arterial de 90/60 talvez seja menos preocupante, especialmente se todas as leituras anteriores forem semelhantes! Pode pedir à enfermeira ao telefone para ligar a monitorização cardíaca, obter um ECG, colocar uma cânula, ter um carrinho de emergência por perto! De seguida, diga ao examinador que começaria a pensar em diagnósticos diferenciais para o cenário. A lista que se segue apresenta cenários que são cenários anteriores da PFA ou cenários com que o médico de serviço se depara frequentemente (e que, por conseguinte, podem ser examinados na entrevista PFA).

Esta lista não é exaustiva:
Dispneia
Arritmias
Abdómen agudo
Hemorragia gastrointestinal
Sépsis
Hipotermia
Hipoglicemia
Perturbações electrolíticas (hiper/hipocalemia; hiper/hipocalcemia; hiper/hiponatremia; lesão renal aguda)
Trauma

Voltaremos a alguns dos cenários mais tarde. Qualquer que seja o cenário, começará sempre a sua avaliação do doente com o inquérito primário (ou seja, ABCDE). (1) O simples facto de mencionar que seguiria "uma abordagem ABCDE" não lhe dará pontuação. Tem de dizer exatamente o que faria. Abaixo, encontrará um resumo detalhado do inquérito primário e o que eu recomendo sobre como estruturar a sua discussão.

TIPI:

Se estiver confiante, continue a falar durante o inquérito primário, a menos que o examinador o interrompa!

Vias respiratórias:

"Inicialmente, eu seguiria os princípios do suporte avançado de vida (ALS) e efectuaria um exame primário. A primeira coisa que avaliaria é se a via aérea está desobstruída. Verificaria se o doente está a vocalizar em frases completas - se assim for, posso assumir que a via aérea está desobstruída. Olharia, ouviria e apalparia. Observaria o interior da boca para ver se existem secreções que possam ser aspiradas, bem como erupções cutâneas, angioedema, se há estridor ou gorgolejo e se há ar expirado. Se a via aérea não estiver desobstruída, efectuo manobras. Estas incluirão a elevação do queixo ou o impulso da mandíbula (se houver problemas na coluna cervical) e a utilização de adjuvantes, como uma via aérea orofaríngea ou nasofaríngea. Se a via aérea ainda não estiver desimpedida, eu emitiria uma chamada de peri-prisão".
Estridor:

Obstrução das vias respiratórias superiores - FAST avisa imediatamente os anestesistas e os técnicos de ORL. Adrenalina IM 1:1000

Respiração:

"Avaliaria o esforço, a eficácia e o efeito da respiração. Procuraria qualquer indício de dificuldade respiratória - utilização dos músculos acessórios da respiração, dilatação nasal. Verificaria a SpO2, a frequência respiratória e administraria oxigénio de alto fluxo através de uma máscara não respiratória. De seguida: Olhar, ouvir e sentir. Procurar uma expansão simétrica do tórax, escutar para garantir uma entrada de ar igual, sibilar e sentir a presença de uma traqueia central, expansão, percussão.
A minha avaliação incluiria uma gasometria arterial (ABG) e uma radiografia torácica portátil (CXR).

DICA 2:

"Num contexto de trauma, eu estaria atento à FC ATOM (obstrução das vias respiratórias, pneumotórax de tensão, pneumotórax aberto, hemorragia maciça, tórax flácido e tamponamento cardíaco)".

Consulte a secção Advanced Trauma Life Support (2) se pretender obter mais informações, embora não seja provável que tenha de gerir doentes vítimas de trauma no cenário da entrevista.
ENTÃO REAVALIAR - Se o esforço respiratório for fraco ou inexistente, eu colocaria uma máscara de válvula de saco no doente e chamaria a equipa de paragem.
DICA 3:

Atenção: em qualquer altura, o examinador pode fazer-lhe uma pergunta e interromper o seu fluxo. Por exemplo, "se a traqueia não for central, qual poderá ser a causa e qual seria a sua conduta?"
DICA 4:

Diga SEMPRE que voltaria atrás e reavaliaria - "certifique-se de que a via aérea ainda está desimpedida. Uma vez satisfeito, passaria para C."
Circulação:

"Eu verificaria o pulso (frequência, ritmo, volume e carácter). É necessária uma tensão arterial sistólica de pelo menos 80 para que haja pulso periférico. Verificaria a tensão arterial em ambos os braços e calcularia a pressão de pulso, mediria o reenchimento capilar e pediria à enfermeira que fizesse um ECG de 12 derivações e um monitor cardíaco.

Estabeleceria um acesso intravenoso através de uma cânula curta e de largo calibre (lei de Pousielle) (3) nas fossas antecubitais bilateralmente e enviaria sangue para hemograma, U+E, coagulação, X-match, culturas e troponina. Se o doente estiver hipotenso, consideraria 500-1000 ml de líquido cristaloide quente. Repetiria a prova de fluidos e, se não houver resposta, chamaria ajuda sénior. Se houver perda de sangue, é necessário ter acesso a produtos sanguíneos e um protocolo de hemorragia maciça pode ter de ser ativado. Em seguida, voltaria a avaliar as vias respiratórias (certificar-me-ia de que ainda estão desobstruídas), a respiração e passaria para o ponto D.

DICA 5:

"Num cenário de trauma, procuraria sangue no chão e mais quatro - tórax, abdómen, pélvis, ossos longos." (2) Consulte o Advanced Trauma Life Support (Suporte Avançado de Vida em Trauma) se pretender obter mais informações, embora não seja provável que tenha de tratar de doentes traumatizados no cenário da entrevista. Deficiência:

"Avaliaria o doente através da escala de coma de Glasgow; se fosse inferior a 8, chamaria o anestesista [equivalente à escala AVPU (P = GCS 8)]. Também obteria um nível de glucose no sangue capilar. Verificaria se as pupilas são reactivas à luz e à acomodação (PERLA). Verificaria a postura do doente e examinaria o tónus dos 4 membros e a resposta plantar.

DICA 6:

Em caso de suspeita de sobredosagem, ter à mão antídotos como o flumazenil e a naloxona.

Em seguida, reavaliaria o ABC e depois passaria para o E.

Exposição:

"Eu verificaria a temperatura. Procuraria lesões e erupções cutâneas, verificaria se há indícios de trombose venosa profunda na barriga das pernas. Verificaria a existência de cateteres internos".

"Depois reavaliava e alertava o meu superior"

O inquérito principal está concluído. Como já referi, poderá ser interrompido em vários pontos, mas se tiver praticado repetidamente as palavras acima, deverá ser capaz de recomeçar onde parou depois de responder à pergunta do examinador, sem hesitar.

DICA 7:

Pratique "dizer" o inquérito principal vezes sem conta. Grave-se a si próprio se for necessário, mas, no dia da entrevista, deve ser hábil a apresentá-lo em "modo de piloto automático".

O inquérito primário constituirá, de facto, a maior parte da sua entrevista. Pode haver uma ligeira variação em termos de nível de pormenor exigido/tipo de informação exigida com base na sua unidade de candidaturas (UoAs). Thames (uma das maiores UoAs e muitas vezes com excesso de candidaturas) seguirá em grande medida o formato acima descrito. Outras regiões, por exemplo, Oxford, podem ter mais vinhetas clínicas e fazer perguntas mais directas - por exemplo, "O potássio aparece com 6,5 na gasimetria; como trataria esta situação?" ou "Qual é a causa da alteração da função renal deste doente com doença aguda? No entanto, a avaliação inicial continuará a ser ABODE!

DICA 8:

Fale com amigos/colegas/estagiários que trabalhem na região a que se vai candidatar. Obterá informações úteis.

A estruturação das suas respostas irá diferenciá-lo dos outros candidatos. Penso que é mais fácil para si conceber a sua própria forma de estruturar, por exemplo, os diferenciais dos sintomas.

Exemplo:

Causas da dispneia

Respiratório:

- Obstrução das vias respiratórias superiores (anafilaxia, secreções, corpo estranho)
- Doença vascular pulmonar (Embolia pulmonar)
- Doença obstrutiva das vias respiratórias (Asma, DPOC)
- Doença pleural (pneumotórax; derrame pleural)

Cardíaco:

- Estrutural (ACS, MI)
- Arritmia (Taquicardia ou Brady)
- Obstrutiva (pré-valvular, valvular, supra-valvular)

Choque

-Insuficiência da bomba (choque cardiogénico)

-Insuficiência circulatória periférica

- Hemorragia
- Perdas de fluidos (D&V, vómitos, perdas do terceiro espaço, por exemplo, pancreatite)
- Choque distributivo (Sepsis; choque anafilático)

-Acidose metabólica (CAD)

-Drogas (overdose de salicilatos)

NÃO tem de utilizar este esquema e encorajo-o a desenvolver as suas próprias formas de estruturação - isto torná-lo-á mais memorável e ser-lhe-á mais natural numa entrevista.

Por último, sem entrar em demasiados pormenores, enumerei a seguir os principais conhecimentos de gestão para cenários comuns que deve conhecer. Estes conhecimentos serão úteis não só para a entrevista, mas também para os seus empregos de house officer e senior house officer.

SEPSIS:

- Saber a diferença: SIRS V Sepsis V Sepsis grave V Choque sético
- Pacote de cuidados para a sépsis
- 3 IN, 3 OUT no espaço de 1 hora
- IN: Oxigénio de alto fluxo, fluidos intravenosos, antibióticos intravenosos
- OUT: culturas sanguíneas, (Hb + Lactato) + débito urinário

EXACERBAÇÃO INFECCIOSA DA COPD (IECOPD):

- ABCDE
- Terapia 02 controlada com máscara Venturi

- Salbutamol 5mg, Ipratrópio 0,5mg neb
- Hidrocortisona IV 200mg e/ou Pred PO (50mg)
- Antibióticos (200 mg de doxiciclina)
- NIPPV se pH <7,35 ou FR >30

HEMORRAGIA DA PARTE SUPERIOR DO GIM:

- NBM
- Protocolo de hemorragia grave?
- Cirurgiões de alerta, endoscopista de serviço....
- Acesso intravenoso - Sangue; que tamanho de cânula? (Lei de Pouiselle)
- Fluidos
- Anomalias da coagulação
- Pontuação Rockall/Blatchford

ANAFILAXIA:

- ABCDE
- Remover a causa, levantar os pés
- Adrenalina 0,5 mg (1:1000)
- Clorfenamina 1mg; Hidrocortisona 200mg IV
- Alertar precocemente a UIT/CCOT/Anestesista

ENFARTE AGUDO DO MIOCÁRDIO

- ABCDE
- MONA - Morfina (5-10mg; com metoclopramida 1Omg); Oxigénio, Nitrato (GTN), 300mg Aspirina + 300g Clopidogrel +/- 2,5mg Fondaparinux
- Intervenção coronária percutânea (ICP)
- Alguns examinadores ainda gostam de perguntar sobre as indicações e contra-indicações para a trombólise.

EDEMA PULMONAR AGUDO

- ABCDE
- Diamorfina 2,5-5 mg IV
- Furosemida 40-80 mg IV
- GTN 2 puffs SL
- Ler sobre o cateter de swan-ganz, compreender BIPAP versus CPAP

Cenários de exemplos passados (pedido para estabelecer prioridades e justificar):

- Um paciente que teve um colapso
- Um doente com um grau de insuficiência cardíaca e com falta de ar
- Um familiar zangado

Mais uma vez, a estação clínica tem um peso maior do que a estação académica. Se se preparar bem, esta é uma estação fácil de obter uma pontuação elevada e ficar muito mais perto do seu emprego de sonho na AFP!

Boa sorte!

Referências:
(1) Thim T, Krarup NH, Grove EL, Rohde CV, Lofgren B. Avaliação inicial e tratamento com a abordagem Airway, Breathing, Circulation, Disability, Exposure (ABCDE). Int J Gen Med. 2012;5117-121.
(2) Kool DR, Blickman JG. Suporte Avançado de Vida no Trauma. ABCDE de um ponto de vista radiológico. Emerg Radiol. 2007; 14: 135-141
(3) Brzezinski W. Capítulo 16 Pressão arterial. In: Walker H, Hall W, Hurst J. (eds.) Clinical Methods: The History, Physical, and Laboratory Examinations. 3ª edição. 1990. Páginas 95-97

CAPÍTULO 5

Apreciação crítica para a PFA

Dr. Karishma Shah
Sr. Ankur Khajuria

Introdução

A avaliação crítica é uma competência essencial para os médicos. É frequente os doentes apresentarem aos médicos informações que leram nos jornais ou na Internet, perguntando se os novos medicamentos/tratamentos podem melhorar os seus cuidados. Como médicos, temos a responsabilidade de analisar a informação fornecida e de a apresentar de forma clara e concisa. As entrevistas para o Programa da Fundação Académica (PFA) dedicam frequentemente metade do tempo a uma entrevista académica, que vai desde a avaliação crítica de um resumo até à discussão de potenciais projectos para o futuro. No entanto, ser capaz de fazer isto num ambiente de pressão de tempo, com os seus futuros chefes a olhar por si, é assustador para a maioria! Mesmo para os estagiários não académicos, o seu papel nunca é puramente clínico. Há sempre oportunidades para se envolverem em trabalho académico e tanto o General Medical Council (GMC) (1) como o United Kingdom Foundation Programme Office (UKFPO) (2) esperam que todos os estagiários se envolvam em alguma forma de trabalho académico. Os estudos de investigação podem ser classificados utilizando a pirâmide da medicina baseada na evidência (MBE) (Figura 1). As revisões sistemáticas e as meta-análises são colocadas no topo da hierarquia das provas, uma vez que compilam as provas de vários estudos mais pequenos. (3) No entanto, durante uma entrevista PFA é mais provável que lhe seja pedido que interprete um ensaio controlado aleatório (RCT) ou um estudo de coorte, uma vez que estes geram pontos de discussão interessantes relacionados com a cegueira, a aleatorização, o enviesamento e a ética, cuja compreensão é fundamental para os jovens académicos clínicos.

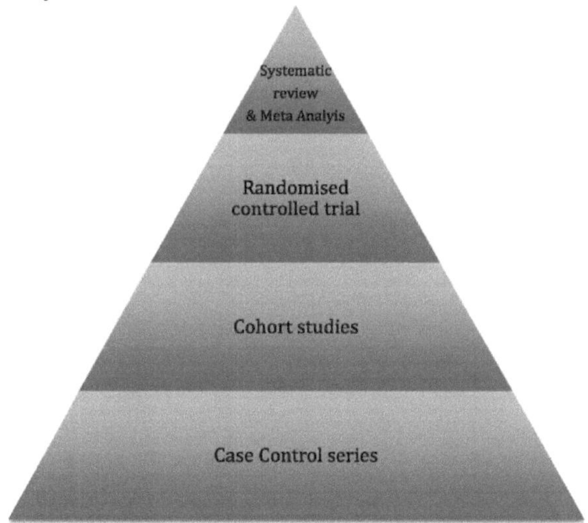

Figura 1: O triângulo da medicina baseada em provas

A avaliação crítica é a capacidade de julgar a qualidade da investigação e de enquadrar os resultados no contexto clínico. Numa entrevista de PFA, e mesmo durante a formação, é frequente termos de fazer uma avaliação crítica rápida de resumos ou artigos. Todas as evidências podem ser analisadas de forma sucinta e sistemática, utilizando uma diretriz de relatório (Tabela 1).

Study Type	Reporting Guideline
Systematic review & Meta analysis	Preferred Reporting Items for Systematic Reviews and Meta analyses (PRISMA) (4)
Randomised controlled trial	Consolidated Standards of Reporting Trials (CONSORT) (5)
Cohort/case-control study	The Strengthening and Reporting of Observational Studies in Epidemiology (STROBE) (6)
Case reports	Consensus-based Clinical Case Reporting (CARE) (7)

Quadro 1: Directrizes de comunicação para diferentes tipos de estudos

Durante uma entrevista curta e focalizada, um dos métodos de avaliação crítica mais eficientes a utilizar é, sem dúvida, o quadro PICO (Quadro 2). (8) O processo

PICO centra-se no estudo em si e é abrangente. Pode basear-se nele para incluir tipos de preconceitos e outros factores importantes para interpretar o estudo. Também é importante avaliar o título do estudo, a qualidade da revista que o publica e o processo de revisão por pares.

• P	Population
• I	Intervention
• C	Control
• O	Outcome

Quadro 2: Quadro PICO

Neste capítulo, discutiremos os passos úteis para avaliar de forma eficiente e eficaz os resumos durante uma entrevista PFA, utilizando as directrizes de elaboração de relatórios relevantes e o método PICO. Os candidatos devem utilizar chavões como "enviesamento", "factores de confusão", "generalização", para mostrar que compreendem os componentes das directrizes de elaboração de relatórios e que são capazes de os utilizar na prática. Estas palavras-chave também tornam a apresentação de uma avaliação crítica muito mais estruturada, destacando os pontos mais importantes e evitando o desperdício de tempo e de palavras.

Este capítulo foi criado para atuar como um guia prático com exemplos de como apresentar os seus resultados. Centrar-nos-emos num ensaio clínico randomizado e num estudo de coorte.

3.0. Exemplo prático de avaliação de um ensaio clínico aleatório controlado
Exemplo
Ler o resumo de:
"O efeito tardio da infiltração intra-operatória da ferida com anestésico local em doentes cirúrgicos; existe algum? Um ensaio de controlo aleatório". Por Lanitis et al, 2015. (9)
Abaixo está um exemplo de como apresentar uma avaliação crítica deste resumo usando pontos dos métodos CONSORT e PICO.

3.1 . Exemplo de como apresentar a sua apreciação crítica em 3-4 minutos
Informações de base:
"Este estudo é um ensaio controlado e aleatório que analisa o efeito da dor de feridas infiltradas em doentes de cirurgia geral com anestesia local em comparação com um placebo. É bem adequado para uma revista de cirurgia".
População:
"Todos os doentes foram recrutados na mesma especialidade (cirurgia geral). Os

doentes foram recrutados consecutivamente, reduzindo a possibilidade de viés de amostragem. No entanto, não há informações sobre o tipo de cirurgia a que foram submetidos ou quaisquer outros critérios de inclusão e exclusão. Os autores afirmam que "não houve diferença significativa ... em todos os factores de confusão conhecidos". No entanto, não sabemos quais os factores de confusão que foram ajustados. Seria prudente saber se as características de base dos grupos eram homogéneas. Isto teria de ser esclarecido através da leitura de todo o documento."

Intervenção e controlo:

"Este estudo compara 15 ml de ropivacaína a 10% com um placebo. No entanto, não há informações sobre o que era realmente o placebo (soro fisiológico normal, água para injeção, etc.), nem a quantidade utilizada. O próprio volume pode provocar dor através de um efeito de pressão. Existe também um risco elevado de viés de desempenho devido à natureza da intervenção. Não há informações sobre considerações éticas. "

Resultado:

"O resultado do estudo foi a dor. No entanto, não há informações sobre o tipo de escore de dor utilizado. O resumo não discute a análise estatística ou os valores de p e os níveis de significância. Da mesma forma, não há informações suficientes para calcular o número necessário para tratar. Seria necessário ler o artigo na íntegra para saber mais sobre a metodologia estatística utilizada."

Conclusão:

"Não me parece que a conclusão dos autores possa ser totalmente explicada apenas pelos resultados apresentados no resumo. Não existem dados estatísticos e o estudo apenas comparou o resultado da dor nos dias 1-7, e não a longo prazo. Clinicamente, a análise de como controlar a dor pós-operatória seria útil quando os pacientes estão na enfermaria, e pode estar associada a tempos de recuperação mais rápidos. Não existe informação sobre os dados demográficos dos doentes incluídos neste estudo, pelo que os dados não podem ser generalizados a uma população maior sem obter informação adicional."

4.0. Exemplo prático de avaliação crítica de um estudo de coorte

Exemplo

Ler o resumo de:

"Criação do tubo gástrico ideal: Comparação de três métodos: Um estudo de coorte prospetivo" por Kimura et al, 2016. (10)

Segue-se um exemplo de como apresentar uma avaliação crítica deste resumo utilizando o método PICO.

4.1.   . Exemplo de como apresentar a sua apreciação crítica em 3-4 minutos

Informações de base:

"Este estudo é um estudo de coorte prospetivo que analisa três métodos de criação de tubo gástrico. É bem adequado para uma revista de cirurgia. Esta revista inclui estudos médicos e cirúrgicos, o que indica um público mais vasto."

População:

"Os participantes que foram submetidos a reconstrução com tubo gástrico após esofagectomia, secundária a cancro do esófago, foram recrutados entre 2012-14. O tempo de recrutamento é grande e não há informações sobre a forma como os pacientes foram recrutados, o que pode introduzir o risco de viés de seleção. Além disso, não há comentários sobre as características de fundo dos pacientes em cada grupo e o número de pacientes em cada grupo, aumentando o risco de factores de confusão."

Intervenção e controlo:

"O resumo não indica claramente quais são as três metodologias diferentes. Seria necessário consultar o documento completo para confirmar este facto. Também não há informações sobre o cegamento, o que aumenta o risco de viés de intervenção e de expetativa."

Resultado:

"O custo é o resultado primário. No entanto, não há informações sobre a razão pela qual este foi escolhido como o resultado primário (por exemplo, qual é a relação entre o custo e os cuidados clínicos). A secção de resultados também comenta vários resultados, como as fugas anastamóticas, que não são indicados na secção de metodologia. Da mesma forma, o período de acompanhamento não está definido, aumentando o risco de viés de observação tardia." Não é claro se foi utilizada a análise de intenção de tratamento, o que pode contribuir para o viés de atrito.

Conclusão:

"No geral, considero que este resumo não fornece uma visão geral do documento. Faltam informações como as intervenções analisadas e não está claro na metodologia quais são os resultados a serem medidos. Não há informação suficiente sobre a forma como são controlados os enviesamentos e os factores de confusão. Será necessário ler todo o documento para compreender melhor o estudo e a sua qualidade. Por conseguinte, é difícil comentar a relevância e a generalização destes resultados para a população em geral."

5.0. Conclusão

Existem várias formas de avaliar criticamente os resumos. A utilização do PICO é apenas um método e, devido à sua estrutura simplista, permite-lhe desenvolver o método, por exemplo, comentando os preconceitos. A melhor forma de se preparar para entrevistas e situações em que a avaliação crítica seria indicada é praticar a análise e a apresentação dos resultados. A entrevista é também uma boa oportunidade para os entrevistadores fazerem perguntas aos candidatos com base nas suas próprias respostas, por isso, aproveite esta oportunidade para mostrar o que já sabe.

Referências:

(1) Conselho Geral de Medicina. Boas Práticas Médicas. 2013.

(2) Gabinete do Programa da Fundação do Reino Unido. Currículo do Programa da Fundação 2016. 2016.

(3) Paul M, Leibovici L, Billingham L, al. et, al. et, al. et. Revisão sistemática ou meta-análise? O seu lugar na hierarquia das provas. Clin Microbiol Infect. Elsevier; 2014 Feb 1;20(2):97-100.

(4) Moher D, Liberati A, Tetzlaff J, Altman DG, Altman D. Preferred Reporting Items for Systematic Reviews and Meta-Analyses: The PRISMA Statement. PLoS Med. John Wiley & Sons; 2009 Jul 21;6(7):el000097.

(5) Schulz KF, Altman DG, Moher D, Grupo CONSORT. Declaração CONSORT 2010: directrizes actualizadas para a comunicação de ensaios aleatórios de grupos paralelos. BMJ. 2010 Mar 23; 340:c332.

(6) Von Elm E, Altman DG, Egger M, Pocock SJ, Gotzsche PC, Vandenbroucke JP. A declaração Strengthening the Reporting of Observational Studies in Epidemiology (STROBE): directrizes para a comunicação de estudos observacionais.

(7) Gagnier JJ, Kienle G, Altman DG, Moher D, Sox H, Riley D, et al. The CARE Guidelines: Consensus-based Clinical Case Reporting Guideline Development. Glob Adv Heal Med. 2013 Sep 17;2(5):38^13.

(8) Huang X, Lin J, Demner-Fushman D. Evaluation of PICO as a knowledge representation for clinical questions. AMIA . Actas do Simpósio Anual AMIA Symp. Associação Americana de Informática Médica; 2006;2006:359-63.

(9) Lanitis S, Karkoulias K, Sgourakis G, Brotzakis P, Armoutides V, Karaliotas C. O efeito tardio da infiltração intra-operatória de anestésico local em pacientes cirúrgicos; existe algum? Um ensaio de controlo aleatório. Int J Surg. 2015 Aug;20:35-40.

(10) Kimura M, Mitsui A, Kuwabara Y. Criação do tubo gástrico ideal: Comparação de três métodos: Um estudo de coorte prospetivo. Ann Med Surg. 2016 Mar;6:42-5.

CAPÍTULO 6

Ética para a AFP

Dra. Nina Cooper
Sr. Ankur Khajuria

Porque é que a ética é importante?

Uma boa compreensão da ética médica é fundamental para a progressão no percurso de formação académica clínica integrada. A maioria das unidades académicas de aplicação (UoAs) para a PFA incorporam-na como parte da sua "especificação pessoal". Espera-se que os formandos da PFA compreendam os princípios éticos gerais subjacentes à investigação e sejam capazes de descrever em pormenor o processo de aprovação ética. (1) Não é de surpreender que esta questão seja abordada de alguma forma aquando da candidatura à PFA.

Há muitas formas de avaliar a ética no que respeita à entrevista PFA. Pode ser necessário discutir a ética num trabalho de investigação, ou pode ser-lhe dado um cenário clínico ético para avaliar.

A ética na investigação pode exigir que se analise a metodologia de um estudo ou as implicações dos seus resultados. Há muitos exemplos na história de casos em que a investigação correu muito mal. Exemplos famosos incluem o Estudo da Sífilis de Tuskegee, que observou a história natural da sífilis não tratada em homens negros americanos, e a Experiência da Prisão de Stanford, em que os participantes foram prejudicados pelas condições experimentais. (2,3) Acontecimentos como estes explicam por que razão a ética médica se tornou uma prioridade em todos os currículos de formação académica.

A ética na prática clínica inclui questões relacionadas com a capacidade e o consentimento, a proteção das crianças, a confidencialidade, o cometimento de um erro, os conflitos de interesses, os cuidados em fim de vida, a religião e a prestação de cuidados de saúde a nível nacional. (4)

Princípios éticos da investigação

A Declaração de Helsínquia é a principal coisa que deve conhecer quando se trata de práticas de investigação éticas. Trata-se de "uma declaração de princípios éticos destinada a orientar os médicos e outros participantes na investigação médica que envolve seres humanos" e baseia-se no Código de Nuremberga (Fig. 1). (5) Em resumo, afirma que "o bem-estar do sujeito humano deve ter precedência sobre os interesses da ciência e da sociedade" e "as considerações éticas devem sempre ter precedência sobre as leis e regulamentos". (5)

Quando se trata de indivíduos vulneráveis, por exemplo, doentes que não podem dar o seu consentimento, pode ser dado um consentimento de substituição para o seu envolvimento, desde que seja do interesse superior dos participantes.

Purpose of the Study

- The study should provide positive results for society that cannot be procured in any other way
- It should be based on existing knowledge

Participants

- There should not be a risk of death or disability to the participants
- The risk of the study should be in proportion to the humanitarian benefit that study could provide
- The participants should be free to quit whenever they wish

The Research Setting

- The centre should be adequate to protect participants against the risks of the study

The Researchers

- The staff should be fully scientifically trained and qualified
- The medical staff should stop the study at the point at which they observe it could become dangerus

Figure 1. Aspectos fundamentais do Código de Nuremberga

Comités de Ética para a Investigação

Os comités de ética em investigação são constituídos por leigos e profissionais e a sua função é avaliar os pedidos de aprovação ética apresentados pelos investigadores. Podem aceitar propostas de investigação ou dar feedback sobre a forma como um projeto deve ser alterado. São importantes, uma vez que os pode mencionar na sua entrevista quando discutir a forma como obteria a aprovação ética para a sua investigação.

Escolas de pensamento ético

Há três correntes de pensamento fundamentais a ter em conta:

1. Utilitarismo (uma abordagem consequencialista - ou seja, os fins justificam os meios)
2. Paternalista (uma abordagem baseada no dever - ou seja, os médicos devem decidir o que é melhor, uma vez que sabem mais)
3. Libertário (uma abordagem baseada nos direitos - ou seja, maximização da autonomia e da auto-propriedade)

São úteis para avaliar tanto os trabalhos de investigação como os cenários clínicos. Podem ser utilizados como um quadro para dissecar uma pergunta e são úteis para assimilar um argumento na entrevista (4,6,7).

Os 4 princípios da ética médica

Há quatro factores-chave que temos de considerar quando abordamos um dilema ético clínico (Fig. 2): autonomia, beneficência, não-maleficência e justiça. (6)

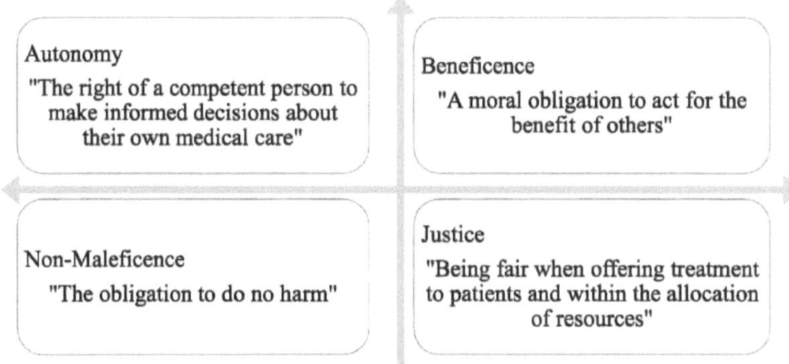

Figure 2. Os quatro pilares da ética médica

Ética na entrevista académica

A medicina académica exige que seja capaz de conceber investigação ética e de avaliar a metodologia da literatura existente. Poderá ser-lhe pedido que discuta a ética de um estudo na sua entrevista, o que poderá envolver a avaliação da realização de um estudo ou as implicações do estudo para a população.

As perguntas clássicas que lhe podem ser feitas incluem:
- Que questões éticas se colocam neste estudo?
- Que questões éticas considera que os investigadores tiveram de considerar?
- Como é que se obtém a aprovação ética?

Exemplo de um cenário ético:

Investigação

Adaptado de 'The Birmingham Atrial Fibrillation Treatment of the Aged (BAFTA) Study', Mant et al. (2007) (8)

MÉTODOS:

973 doentes com idade igual ou superior a 75 anos com fibrilhação auricular foram recrutados nos cuidados primários e distribuídos aleatoriamente por varfarina (rácio normalizado internacional alvo 2-3) ou aspirina (75 mg por dia). O seguimento foi efectuado durante uma média de 2,7 anos (DP 1,2). O endpoint primário foi acidente vascular cerebral fatal ou incapacitante (isquémico ou hemorrágico), hemorragia intracraniana ou embolia arterial clinicamente significativa. A análise foi efectuada por intenção de tratamento.

CONCLUSÕES:

Registaram-se 24 eventos primários nas pessoas atribuídas à varfarina e 48 eventos primários nas pessoas atribuídas à aspirina (risco anual 1,8%vs 3,8%, risco relativo 0,48, 95% CI 0,28-0,80, p=0,003; redução absoluta do risco anual 2%, 95% CI 0,7-3,2). O risco anual de hemorragia extracraniana foi de 1,4% (varfarina) versus 1,6% (aspirina) (risco relativo 0,87, 0,43-1,73; redução absoluta do risco 0,2%, -0,7 a

1,2).

INTERPRETAÇÃO:

Estes dados apoiam a utilização de terapêutica anticoagulante em pessoas com mais de 75 anos que sofram de fibrilhação auricular, exceto se houver contra-indicações ou se o doente decidir que os benefícios não valem o incómodo.

Imagine que está na entrevista e que este é o resumo que lhe é apresentado. É muito provável que lhe perguntem o que pensa sobre a ética deste estudo. Aqui está um exemplo prático de como pode abordar esta questão.

What kind of study is this?
- This is a randomised controlled trial
- Autonomy: patients should have the right to decide what happens to their body. Are we respecting autonomy by blinding them to the treatment they are receiving?
- Non-maleficence: Doctors have a duty to do no harm to their patients - could these patients be experiencing harm if they don't get the best treatment available to them?
- Beneficence: Doctors have a duty to provide the best treatment to their patients, it is wrong to not provide the optimum treatment
- Justice: it is not fair for half the participants to not receive the optimum treatment

Who conducted the study?
- No information in the abstract regarding:
  - Who funded the study
  - Approval from a research ethics committee
  - Who oversaw the trial
- There may be a conflict of interest if the study was funded by a pharmaceutical company
- Did the researchers have sufficient scientific background to ascertain if the study needed to be stopped early?

Who was the study population?
- Were these vulnerable adults? All of the recruited patients were over 75 - did they screen for cognitive decline? If not, did the patients have capacity to enroll on this trial?
- What was their understanding of the options available to them?
- Who recruited them? Many people are trusting of their GPs and would assume they are benefiting from the treatment provided to them

What was the primary outcome?
- The primary outcome was fatal or disabling stroke, intra-cranial haemorrhage or arterial embolism
- Utilitarianism: these patients would have been at risk of disability without the treatment anyway, and this is the most important outcome we need to measure
- Paternalistic: we shouldn't allow such a disabling outcome to be an endpoint as we have a duty to do what is best for our patients
- Libertarian: it is an acceptable outcome if the patients were aware that this was the end-point of the study and had capacity to provide informed consent

What are the implications of this trial?
- This trial provides useful information in that it allows us to use evidence-based treatment for a condition that affects a lot of the population
- However 'the well-being of the human subject should take precedence over the interests of science and society'

Exemplo de resposta

Ética na entrevista clínica

Alguns exemplos são claros, ou seja, é intuitivo saber que é errado mentir aos seus doentes. No entanto, alguns casos são menos fáceis de entender. É útil recorrer aos quatro princípios éticos quando se fica preso num cenário de entrevista. O exemplo de entrevista que se segue permitir-lhe-á ver estes princípios postos em prática.

Cenário ético: Clínica

Garry Jones é um homem de 40 anos com esclerose múltipla avançada que foi internado na sua enfermaria. Ele está clinicamente apto para receber alta e o senhor faz parte da equipa que coordena os seus cuidados. O Sr. Jones está acamado e depende do pessoal de enfermagem para todas as suas actividades da vida diária. Consegue comunicar através de frases curtas e piscar os olhos em resposta a perguntas de "sim/não". Atualmente, tem cuidadores quatro vezes por dia e também cuidadores durante a noite.

Discute as possíveis opções de alta com o Sr. Jones e a sua família. O Sr. Jones pode regressar a casa com o pacote de cuidados que já tem ou pode optar por uma redução para um lar de idosos, onde poderá receber cuidados 24 horas por dia. A sua mulher diz-lhe

que está a ter dificuldades em lidar em casa com três filhos pequenos e que se sente responsável pelos cuidados do marido. Afirmou claramente à equipa e ao Sr. Jones que deseja que ele vá para o lar de idosos. O Sr. Jones continua a insistir que quer regressar a casa com o pacote de cuidados existente.

Como é que aborda esta situação?

Dependendo do local da entrevista, poderá ter tempo para preparar a sua resposta com antecedência. Se assim for, deve utilizar os quatro pilares éticos acima referidos para avaliar o caso.

As secções a negrito reflectem as considerações mais importantes neste caso. Na entrevista, certifique-se de que as destaca à medida que lê o extrato, de modo a abordar todos os aspectos do cenário.

Muitas vezes, não existe uma resposta correcta. A ética médica consiste *essencialmente* em mostrar como se pode abordar uma situação e saber quais são os deveres profissionais.

Este caso é complicado porque não lhe são dadas apenas informações sobre o doente. O Garry tem três filhos pequenos em casa e a sua mulher disse que está a ter dificuldades em lidar com a situação. Tem de se lembrar que, embora a opinião da mulher seja importante, Garry é seu doente e deve agir no seu melhor interesse.

Applying The 4 Principles

Autonomy	Does the patient have capacity?
	Garry's condition has not affected his ability to understand, retain, weigh up and communicate this decision. Therefore, he has the right to decide what happens to him upon discharge
Beneficence	As Garry's doctor, you have an obligation to act in his benefit. If he is safe to be discharged home with this package of care, then his mental wellbeing will benefit from going home.
Non-Maleficence	You have an obligation to do no harm. If Garry has been assessed to be safe with a QDS package of care, you are not doing him harm by sending him home. Garry has young children at home – you would have to ensure that his children would not come to harm if he returns home.
Justice	If you can provide his treatment at home, then you are allowing for an extra hospice bed to be free for another patient who cannot be managed at home.

Exemplo de resposta

Proteção das crianças

A proteção das crianças é também uma questão fundamental que pode surgir nas entrevistas, pelo que é importante estar ciente dos seus deveres como médico.

Pontos-chave

- A proteção das crianças é da responsabilidade de todos; se suspeitar de algo (Figura 3), tem o dever de o comunicar.
- O abuso de crianças engloba o abuso emocional, físico e sexual, a negligência, a escravatura moderna e o tráfico de seres humanos.
- Haverá um responsável pela proteção de crianças no seu hospital, que deverá ser contactado caso identifique uma criança em risco.
- Se estiver preocupado com o bem-estar de uma criança e o adulto que está com ela tentar retirá-la do hospital, está no seu direito de chamar a polícia. (9)

Physical
- Bruising – to soft tissue surfaces, inner aspects of limbs, ears and face
- Burns
- Fractures
- Abnormal behaviour towards parent or carer, including anger, frustration and withdrawal

Emotional
- Negativity or hostility towards child
- Exposure to frightening experiences, e.g. domestic violence
- Abnormal behaviour including withdrawal and lack of eye contact

Sexual
- If a child's sexual behaviour is 'indiscriminate, precocious or coercive' it may indicate sexual abuse
- It may be concomittant with physical signs of abuse

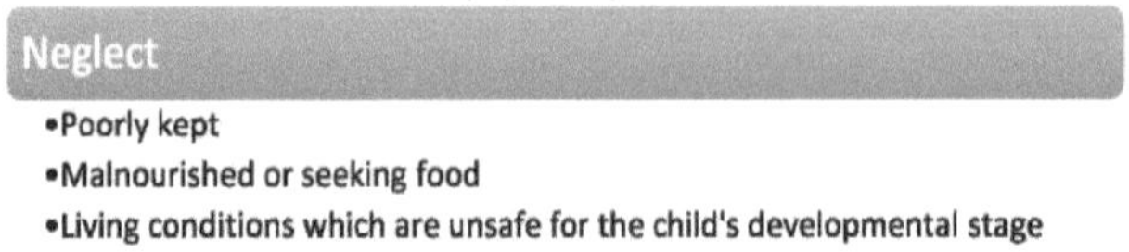

Figura 3. Descritores dos nossos tipos de abuso de crianças

Conclusão

A compreensão de como lidar com um dilema ético é vital para a entrevista da AFP, mas também para a vida quotidiana de qualquer pessoa que exerça medicina. (4) Ao dispor de um conjunto de ferramentas a que recorrer, será capaz de desconstruir qualquer cenário ou estudo que lhe seja apresentado. O mais importante a reter é que a resposta a qualquer questão ética nunca é tão simples como "sim" ou "não". O entrevistador vai querer saber se é capaz de identificar as questões-chave, discutir diferentes perspectivas sobre a forma como essas questões podem ser abordadas (utilizando a abordagem dos quatro princípios ou diferentes escolas de pensamento ético) e, em seguida, assimilar um argumento que esteja de acordo com as suas responsabilidades profissionais.

Para se sentir mais confiante ao abordar estes tópicos, deve ler regularmente os resumos e identificar as questões éticas que se colocam. Deve habituar-se a utilizar os passos acima referidos e a abordagem dos "quatro princípios" até se tornar uma segunda natureza. Além disso, todos os dias os clínicos são confrontados com dilemas éticos. Em qualquer enfermaria haverá alguém a quem são tomadas decisões no seu melhor interesse, quer seja devido a uma falta temporária de capacidade, como no delírio, ou a um processo mais crónico. Frequentar regularmente as enfermarias ajudá-lo-á a identificar a forma como os médicos lidam com estas questões na "vida real" e, em última análise, tornará os seus argumentos na entrevista genuínos e informados.

Referências:

(1) O Programa da Fundação. (2017). The Foundation Programme - Academic, [online] Disponível em: http://www.foundationprogrammc.nhs.uk/pagcs/fp- afp/faqs/acadcmic [Acedido em 24 ago. 2017].

(2) Zimbardo PG. Sobre a ética da intervenção na investigação psicológica humana: Com especial referência à experiência da prisão de Stanford. Cognition. 1973;2:243-256.

(3) Brandt AM. Racismo e investigação: o caso do Tuskegee Syphilis Study. Hastings Cent Rep. 1978;8:21-29.

(4) fyalomhe GBS. Ética médica e dilemas éticos. Niger J Med. 2009;18:8-16.

(5) Assembleia Geral da Associação Médica Mundial. Declaração de Helsínquia da Associação Médica Mundial: princípios éticos para a investigação médica envolvendo seres humanos. J Am Coll Dent 2014;81:14.

(6) Beauchamp TL, Childress JF. Principles of biomedical ethics: Oxford University Press, USA; 2001.pp 57-377

(7) Gillon R. Medical ethics: four principles plus attention to scope. BMJ. 1994;309:184.

(8) Mant J, Hobbs FR, Fletcher K, Roalfe A, Fitzmaurice D, Lip GY, et al. Warfarin versus aspirina para a prevenção de AVC numa população idosa da comunidade com fibrilhação auricular (o Birmingham Atrial Fibrillation Treatment of the Aged Study, BAFTA): um ensaio controlado aleatório. The Lancet. 2007;370: 493-503.

(9) Instituto Nacional de Excelência Clínica e de Saúde. Child maltreatment: when to suspect maltreatment in under 18s. Disponível em: https://www.nice.org.uk/ guidance/ cg89. [Acedido em 22 Ago. 2017]

CAPÍTULO 7

Curriculum Vitae e portefólios

Sr. Ankur Khajuria

O cenário ideal seria ter um portefólio e um CV impecáveis, com provas das suas realizações, prontos antes de se candidatar ao AFP. Não só algumas direcções pedem um CV como parte do processo de candidatura, mas um CV/portfólio bem organizado também facilita a identificação das principais realizações para incluir nas suas respostas em branco. No entanto, a maioria dos candidatos não terá pensado em portefólios e CVs antes das candidaturas ao AFP. Neste capítulo, receberá orientações sobre como organizar um CV e um portefólio. Isto será útil não só para a AFP, mas também para futuras candidaturas (formação de base/ACF), em que o portefólio é uma parte obrigatória da candidatura.

Porquê incomodar-se?

Numa altura em que a concorrência por postos de trabalho (formação clínica superior/formação académica/empregos de consultor) é feroz, a manutenção de um CV e de uma carteira de trabalho precisos e de elevada qualidade facilitará a sua progressão na carreira. (1) Lembre-se que, para a AFP, apenas 5% dos estudantes de medicina do Reino Unido conseguirão um lugar. (2) Tanto o CV como o portefólio são um registo de realizações e devem mostrar porque é que é um candidato adequado para uma função. O CV é um pré-requisito para alguns programas da PFA e existem postos de entrevista com portefólios específicos para a formação de base/elevada. Na verdade, é também uma fonte facilmente acessível de experiências passadas, realizações e exemplos de vários atributos pessoais, cruciais para o preenchimento de formulários de candidatura e para a preparação de entrevistas. Pode ser difícil recordar as realizações passadas se não houver um registo e, se for necessário elaborar um CV a curto prazo, se não se tiver mantido um, será um grande incómodo tentar elaborá-lo.

O facto de ter mantido um CV desde o terceiro ano da faculdade de medicina permitiu-me abordar os supervisores académicos com confiança e tem sido uma fonte indispensável de provas para apoiar as minhas competências e qualidades. De facto, é quase considerado pouco profissional abordar um professor catedrático/professor para um projeto de investigação sem anexar um CV. Também facilitou muito a minha candidatura ao PFA, pois pude selecionar facilmente as minhas melhores realizações para destacar no formulário.

Do mesmo modo, os portefólios são uma forma fantástica de manter um registo das realizações. De facto, para a AFP e para futuras candidaturas, é uma fonte crucial (por exemplo, para a formação de base em cirurgia, o portefólio vale 33% da classificação).

Como organizar o CV e o portefólio

Para compreender isto, é importante pensar no trevo CanMEDS. (3) Este descreve 6 domínios que constituem o "perito médico". Uma forma de começar a organizar as suas realizações passadas é dividi-las de acordo com o trevo CanMEDS. Isto permitir-lhe-á fazer uma lista de realizações e, em seguida, começar a recolher as provas dessas realizações. Acredite, isto demora muito mais tempo do que pensa, por isso, comece o mais cedo possível! As provas são absolutamente essenciais, por isso, se participou num curso e não tem um certificado, envie um e-mail ao organizador do curso. Peça aos estudantes de medicina formulários de feedback para o seu ensino.

Componentes CV

Dados pessoais

Aqui deve incluir a sua data de nascimento; endereço; endereço eletrónico; telefone; estado civil; nacionalidade; filiações e números de filiação (por exemplo, Medical Defence Union; British Medical Association)

Educação

Inclua aqui a escola (e as notas), a universidade e a pós-graduação.

Na secção relativa à universidade, inclua os diplomas que obteve. Se o seu conteúdo for impressionante, pode querer incluir subtítulos.

Por exemplo, para a faculdade de medicina, pode haver uma secção para o seu desempenho no curso:

MBBS (ou equivalente):

-Distinção em Cirurgia (Top 5%)

-XXX prémio para o melhor desempenho [incluir os nomes dos prémios e incluir percentagens e classificações, se forem impressionantes]

BSc (Hons), 1st honras de classe em XXX

-XXX Prémio para o melhor desempenho global

-Quaisquer bolsas de investigação

Pode ser criada uma secção separada: "Universidade - distinções académicas, prémios e investigação". Esta secção pode incluir outros prémios que não se enquadrem no âmbito do curso de medicina (ou seja, prémios externos, por exemplo, RCS, RSM).

Publicações

Inclua todas as suas publicações (primeiro autor e publicações de grande impacto no topo).

Pode dividir como: 1) Texto integral 2) Resumos

Inclua todos os pormenores (incluindo o seu nome a negrito), por exemplo:

Khajuria A, Maruthappu M, Nagendran M, Shalhoub J, What about the surgeon? International Journal of Surgery. 2013;11:18-21 [PMID: 23246870].

Apresentações

Divida em apresentações orais e apresentações de posters. Mais uma vez, inclua as apresentações que você mesmo apresentou, no topo. Inclua todos os pormenores, como indicado abaixo (destaque o seu nome a negrito):

A qualidade dos relatórios de ensaios clínicos aleatórios controlados em cirurgia oftalmológica em 2011 - uma revisão sistemática. 117ª Reunião Anual da Sociedade Oftalmológica Japonesa 2013, Tóquio, Japão, 4 de abril de 2014. **Khajuria A** [apresentador], Yao AC, Camm CF, Edison E, Agha R.

Auditorias

Indicar o título da auditoria, o nome das pessoas que a efectuaram, a norma utilizada, as eventuais intervenções, o resultado/implementação da mudança e incluir o seu próprio papel na parte inferior: "conceção, desenho, recolha de dados, análise, apresentação", etc.

Cursos e conferências

Inclua quaisquer cursos e conferências relevantes que demonstrem o seu interesse.

Ensino

Elementos a incluir: qualificações pedagógicas; se concebeu e ministrou um programa de ensino; demonstrador de anatomia, etc.

Liderança/Gestão/Trabalho de equipa

Chefe/secretário/responsável académico da associação de estudantes, capitão de desportos, maestro de coro Chefe da conferência da escola de medicina

Incluir coisas mais impressionantes no topo

Outros passatempos e interesses

Os recrutadores procuram indivíduos equilibrados e é aconselhável mencionar qualquer desporto/música, etc., em que esteja envolvido. Inclua também qualquer experiência de voluntariado. No entanto, lembre-se de que, a menos que tenha feito remo para a Grã-Bretanha (ou uma atividade desse nível!), esta secção não compensará a falta de conteúdo nas outras secções do CV, por exemplo, publicações, prémios

Árbitros

Inclua os eventuais avaliadores, o seu título e local de trabalho e um endereço eletrónico de trabalho.

Pode seguir-se um formato semelhante para os portefólios. Certifique-se de que as páginas de conteúdo estão presentes no início de cada nova secção. Recomenda-se a utilização de uma pasta de argolas A4 com bolsas de arquivo. Escusado será dizer que o portefólio deve ser profissional e esteticamente apelativo.

A recomendação acima funcionou para outros e para mim. No entanto, é importante notar que não existe uma forma definida de organizar o CV e o portefólio. Se o conteúdo for bem apresentado e se souber exatamente onde encontrar uma prova (rapidamente e sob pressão numa entrevista, por exemplo), esse também é um formato aceitável.

Em resumo, se estiver a ler isto semanas/meses antes da sua candidatura à PFA (ou mesmo antes da formação de base ou superior), é importante começar desde já a recolher as provas para o seu portefólio e a organizar o seu CV. O facto de ter investido tempo desde cedo ajudá-lo-á imenso quando chegarem as candidaturas a emprego. Boa sorte!

Referências:

(1) Medford AR. Como melhorar o seu curriculum vitae. Br J Hosp Med (Lond). 2013;74: C98-101.
(2) O Programa da Fundação. (2017). The Foundation Programme - Academic, [em linha] Disponível em: http://www.foundationprogrammc.nhs.uk/pagcs/fp-_afp/faqs/academic [Acedido em 17 ago. 2017].
(3) Ologunde R, Di salvo I, Khajuria A. O académico canmeds: a competência negligenciada nos médicos de amanhã. *Adv MedEduc Pract* 2014; 5: 383-4.

CAPÍTULO 8

Questões práticas sobre avaliação crítica e cenários clínicos

Sr. Ankur Khajuria

Abaixo estão incluídos alguns resumos de investigação e cenários clínicos para praticar em grupo. De facto, deve aperfeiçoar as suas capacidades de avaliação crítica através da avaliação regular de artigos em revistas com revisão por pares. Em termos de cenários clínicos, pratique dizendo o seu inquérito primário (de acordo com o capítulo 4) e peça aos registadores e consultores nas suas rotações clínicas para o questionarem sobre cenários comuns.

Resumo 1

Aceda ao resumo do seguinte artigo (1):

Sorafenib no carcinoma hepatocelular avançado. Llovet JM et al. NEJM. 2008 [PMID: 18650514]

Perguntas/Pontos de discussão:

Conceção do estudo - O que é um estudo de fase 3 e em que é que difere dos estudos de fase 0,1 e 2?

- Fase 0: primeiro no ser humano (por exemplo, farmacodinâmica)
- Fase 1: efeitos secundários (segurança)
- Fase 2: efeitos secundários e eficácia numa população maior (eficácia em relação ao placebo)
- Fase 3: efeitos secundários e eficácia numa população ainda maior (confirmar a eficácia)

Porquê aleatorizar? Como é que se pode aleatorizar?

o Reduzir os preconceitos

o Aleatorização centralizada e informatizada

- O que é uma segunda análise intercalar planeada?

o Ponto de tempo pré-acordado durante o estudo para análise - pode parar o ensaio mais cedo

Estatísticas:

- Porquê utilizar a sobrevivência global mediana em vez da média?

o Resistente a valores anómalos

o Não requer dados completos (i.e. sobrevivência finita) - não sofrerá alterações quando os dados forem recolhidos até um determinado número (c.f. a média requer todas as mortes)

- Definir rácio de risco

o Análise de sobrevivência; rácio de taxas de risco

o Calculado por curvas de sobrevivência de Kaplan-Meier

o Assume-se que é constante ao longo do tempo - aplica-se a qualquer

momento
- Definir um valor P
- Definir um intervalo de confiança
- Definir análise de intenção de tratamento
- Foi efectuada a estratificação dos doentes antes da aleatorização - porquê?

Ética:
- Pode discutir algumas das questões éticas relevantes para este estudo?
    o O estudo foi interrompido precocemente
    o Procedimentos éticos na realização de um RCT
    o Placebo
        ■ Consentimento informado
        ■ Comité de Ética
        ■ Declaração de Helsínquia - princípios éticos para a experimentação humana, incluindo decisões informadas, autonomia do paciente.
    o Quem decide sobre a interrupção antecipada de um ECR?

Tradução clínica:
- Considerações clínicas: efeitos secundários, custo-benefício para sobrevivência adicional
- Consegue imaginar como é que os efeitos secundários frequentes podem introduzir um viés no estudo?
    o Compromisso de cegueira

Resumo 2

Aceda ao resumo do seguinte artigo (2):

Rivaroxabano versus varfarina em fibrilhação auricular não valvular. Patel MR et al, NEJM.

2011;365: 883-891.

Desenho do estudo:
- Definir dupla ocultação - porque é que é feita?
- Este estudo tem um desenho duplo - o que é isso?
    o Os doentes de ambos os braços tomam comprimidos de placebo (pelo que ambos os braços acabam por tomar os mesmos comprimidos) para manter a cegueira
- Como é que o estudo aleatorizou os participantes?
    o Sistema central de resposta automática por voz, computorizado, 24 horas por dia, para aleatorizar

Estatísticas:
- O que é um rácio de risco:
    o Análise de sobrevivência; rácio de taxas de risco
    o Calculado por curvas de sobrevivência de Kaplan-Meier

o Assume-se que é constante ao longo do tempo - aplica-se a qualquer ponto no tempo

o Por exemplo, um doente tratado com Rivaroxaban que não tenha tido um AVC/embolia até um determinado momento tem 0,79 de probabilidade de ter um AVC/embolia até um determinado momento, em comparação com um participante do grupo de controlo

- Definir um valor P
- Definir um intervalo de confiança?
- O que significa não-inferioridade? Porque é que os estudos a testam?

  o Demonstrar que o rivaroxabano é tão bom como a varfarina - mas oferece outros benefícios, por exemplo, segurança e aceitabilidade por parte dos doentes

- O que é uma análise por protocolo?

  o Dados considerados apenas dos doentes que receberam o tratamento e cumpriram o protocolo até à sua conclusão

  o A não inferioridade também é melhor testada em doentes que estão efetivamente a fazer o tratamento (em vez de incluir os que desistiram na intenção de tratar)

- O que é a intenção de tratar e porque é que é importante?

Ética:

- Que considerações éticas são relevantes para este estudo?

  o Controlo ativo (i.e. varfarina) em vez de placebo

  o Procedimentos éticos na preparação de um RCT:

    ■ Consentimento informado

    ■ Comité de Ética

    ■ Declaração de Helsínquia - princípios éticos para a experimentação humana, incluindo decisões informadas, autonomia do paciente.

Tradução clínica:

- Consideração custo-benefício

CENÁRIOS CLÍNICOS

É o oficial da casa de serviço. Dois bips são emitidos, um a seguir ao outro:

Um homem de 55 anos de idade está na clínica de oncologia para fazer a sua quimioterapia semanal. Não tem antecedentes de qualquer outro problema de saúde, mas tem tido algumas dores abdominais nas últimas horas e quer tomar alguns analgésicos. Está ansioso por ir para casa o mais depressa possível para ver o jogo de futebol do filho.

Se o candidato pedir observações - aumento da frequência respiratória, sensação de falta de ar

SÓCRATES - A dor é epigástrica, mas também piora com a inspiração. Náuseas, mas não tem a certeza se é da quimioterapia.

Diagnóstico diferencial:

- MI
- PE (cancro)
- abdómen agudo cirúrgico - especialmente pancreatite/úlcera
- causas médicas da dor abdominal, incluindo infeção/sepsia, acidose

Uma senhora de 87 anos, internada na enfermaria de medicina geral, caiu da cama.

O candidato deve ter em conta:

Se tiver sofrido um ferimento (nomeadamente na cabeça - subdural e fratura da anca)

Porque é que ela caiu?

Causas: ?Cardíacas ?Respiratórias ?Neurológicas

É o oficial da casa de serviço. Dois bips são emitidos, um a seguir ao outro:

Uma senhora de 47 anos está na enfermaria de oncologia a fazer quimioterapia para um cancro colorrectal. Tem estado a vomitar durante todo o dia e não tem conseguido manter a ingestão de alimentos ou líquidos. Tem um K^+ de 2,7 mmol/L num VBG

Hipocaliémia de 2,7 na gasimetria

Riscos? - arritmia

Tratamento da hipocalemia:

ECG

A suplementação oral é insuficiente, sendo necessária a administração intravenosa

A que velocidade se pode administrar K, qual é o risco de administrar K demasiado depressa?

Observações de um homem de 75 anos com três dias de pós-operatório após uma hemicolectomia direita por volvo cecal.

HR 86

PA 145/84

RR 26

T35.8

SpO2 97% em ar ambiente

Sépsis

Sépsis 6

Perguntas:

O que é que diz a cada enfermeiro ao telefone?

Como é que estabelece as prioridades?

-Deve incluir uma justificação, que é essencialmente um diagnóstico diferencial

-Investigações iniciais e plano de gestão

REFERÊNCIAS:

(1) Llovet JM, Ricci S, Mazzaferro V, Hilgard P, Gane E, Blanc JF, et al. Sorafenib in advanced hepatocellular carcinoma. NEJM, 2008;359(4): 378-390.

(2) Patel MR, Mahaffey KW, Garg J, Pan G, Singer DE, Hacke W, et al. Rivaroxaban versus warfarin in nonvalvular atrial fibrillation. NEJM. 2011;365: 883-891.

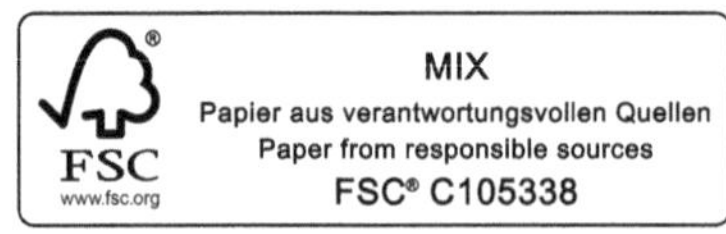

Printed by Books on Demand GmbH, Norderstedt / Germany